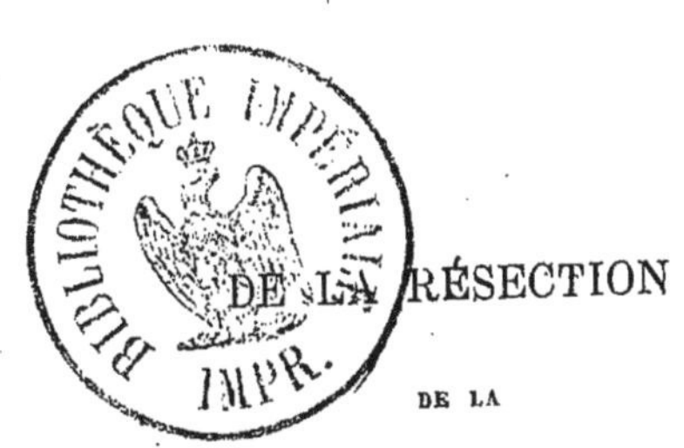

DE LA RÉSECTION

DE LA

MOITIÉ SUPÉRIEURE DE L'HUMÉRUS

DE LA RÉSECTION

DE LA

MOITIÉ SUPÉRIEURE DE L'HUMÉRUS

ET DE LA

REPRODUCTION DE LA PARTIE ENLEVÉE

CONSIDÉRATIONS SUR LES MOYENS CHIRURGICAUX DE FAVORISER LA REPRODUCTION OSSEUSE ET LE RÉTABLISSEMENT DES MOUVEMENTS DANS LES DIVERSES RÉSECTIONS ARTICULAIRES;

PAR

M. L. OLLIER,

Chirurgien en chef de l'Hôtel-Dieu de Lyon.

(Lu à la Société impériale de médecine de Lyon).

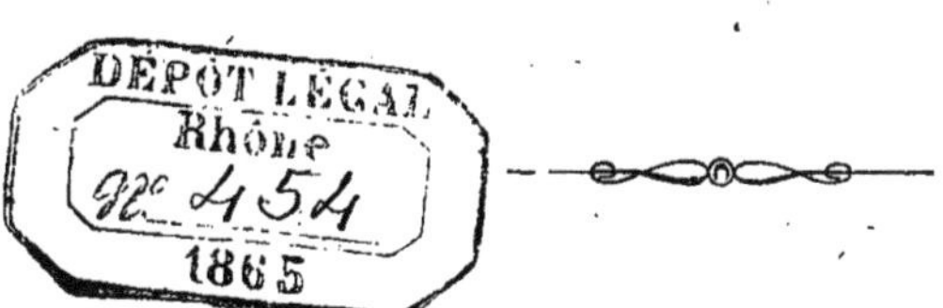

LYON,

IMPRIMERIE D'AIMÉ VINGTRINIER,

Rue Belle-Cordière, 14.

1865

DE LA RÉSECTION

DE LA

MOITIÉ SUPÉRIEURE DE L'HUMÉRUS

ET DE LA

REPRODUCTION DE LA PARTIE ENLEVÉE

La résection de la tête de l'humérus est une des opérations les plus utiles et les moins contestées dans les cas d'arthrite chronique suppurée de l'articulation scapulo-humérale, et dans les cas de fracture avec fracas des extrémités osseuses constituant cette articulation.

Ce n'est pas de ces opérations, déjà depuis longtemps classiques, que je vais m'occuper aujourd'hui ; il y aurait cependant, même dans ces cas simples, des considérations pleines d'intérêt à exposer sur le mécanisme du retour des mouvements, et sur les processus réparateurs qui suivent la perte de substance ; ces considérations rentreront du reste d'elles-mêmes dans celles que je vais vous soumettre sur une mutilation du même genre, mais plus étendue, c'est-à-dire sur la résection comprenant à la fois la tête et une partie considérable de la diaphyse.

J'ai enlevé, il y a quelques mois, sur une jeune fille de

quinze ans, que je vais soumettre à votre examen, la moitié supérieure de l'humérus pour une ostéite suppurée de cet os s'accompagnant d'une large ouverture de l'articulation scapulo-humérale. La suppuration était abondante; la malade s'affaiblissait de jour en jour, et je lui enlevai toute la partie de l'humérus altérée. La portion extraite mesure 12 centimètres, c'est-à-dire juste la moitié de l'humérus.

C'est la première fois qu'une portion aussi considérable de cet os a été enlevée dans ces conditions. On a pu extraire des séquestres plus volumineux; mais ici il ne s'agit pas d'une ablation de séquestre, c'est d'une véritable résection sous-périostée ; l'os n'était point mort, il était seulement malade. Cette résection est par cela même un type de ces opérations dont je me suis attaché depuis plusieurs années à démontrer les avantages.

En ne considérant que la longueur de la portion d'os enlevée, on trouve dans la science quelques faits qui peuvent entrer en parallèle avec celui que je vais avoir l'honneur de vous montrer.

Moreau fils, en 1812, enleva 10 centimètres de l'extrémité supérieure pour une plaie par arme à feu; dans un autre cas, il enleva 6 centimètres. Heyfelder a enlevé une fois le tiers supérieur de l'os (1). Nous ne croyons pas

(1) Voyez pour ces deux citations Heyfelder, traduction de Bœckel.

En lisant l'observation originale de Moreau, que je n'avais pas sous les yeux au moment où j'écrivais la note que j'ai commu-

qu'on ait jamais été jusqu'à en réséquer la moitié. Dans l'opération qui se rapproche le plus de la nôtre, dans celle de Moreau, on avait enlevé à peu près le tiers de l'humérus, puisqu'il s'agissait d'un adulte, et que la longueur moyenne de cet os après l'achèvement de la croissance est au moins de 33 centimètres. Le cas du célèbre chirurgien lorrain n'est pas d'ailleurs comparable au nôtre par le résultat, car l'humérus était resté pendant au milieu des chairs, et remontait de 3 centimètres à chaque contraction des muscles de l'épaule.

Nous reviendrons sur ce fait dans un instant. Voyons d'abord l'histoire de notre malade.

Observation.

Louise Gaillard, agée de 15 ans, entre le 2 septembre 1864, dans la salle Ste-Marthe, service de M. Ollier. Cette malade est d'une constitution chétive ; elle a le teint pâle, anémique ; elle est peu développée pour son âge ; ses membres sont grêles et

---

niquée à la Société de médecine, j'ai vu que cette citation n'était pas exacte. La partie retranchée dépassait 5 pouces et devait avoir environ 14 centimètres. (*Essai sur l'emploi de la résection des os*, par Moreau (de Bar-le-Duc), 1816, p. 14 et suiv.). L'extrémité supérieure de l'humérus était restée écartée de l'omoplate et privée d'un point d'appui fixe. Dans un autre cas, qui est probablement celui dont parle Heyfelder, l'extrémité était cariée dans une étendue de 4 pouces.

amaigris. Elle porte des traces d'affections osseuses anciennes. En dehors et au-dessous de l'orbite à droite existent deux cicatrices qui se sont formées dans son bas âge à la suite d'une suppuration longue et abondante. Une cicatrice du même genre adhérente à l'os se voit au niveau du sternum. Il y a sept ans environ, depuis une chute qu'elle a faite sur l'épaule gauche, elle a conservé cette région tuméfiée et douloureuse surtout par les temps froids et humides. Les mouvements de l'articulation étaient impossibles ou du moins très limités. De temps à autre les douleurs devenaient plus vives. Il y a deux mois elles prirent tout à coup une grande intensité ; la fièvre se déclara, l'épaule devint le siége d'une grande tuméfaction, et un abcès s'ouvrit vers le milieu du mois d'août. Au lieu de marcher vers la cicatrisation la plaie continua à s'agrandir.

Au 6 septembre on constatait l'état suivant : A la partie supérieure et antérieure du moignon de l'épaule, au-dessous de l'acromion, existe une plaie large de 3 à 4 centimètres communiquant avec l'articulation. On voit au fond de la plaie l'humérus dénudé. Cette plaie est blafarde et laisse écouler un liquide séro-purulent. Il n'y a plus de douleurs lancinantes, mais elles ont été remplacées par des douleurs sourdes et continues. On soumit immédiatement cette malade à un traitement dirigé à la fois contre l'état général et l'état local. Huile de foie de morue, proto-iodure de fer, cataplasmes ; mais la suppuration devenant plus abondante et la malade s'affaiblissant tous les jours on se décide à intervenir chirurgicalement.

L'opération est pratiquée le 16 septembre. On fait une incision longitudinale, partant du sommet de l'espace acromio-coracoïdien et se dirigeant à travers la plaie en bas dans le sens des fibres du deltoïde, dans une étendue de 8 à 9 centimètres. On dissocie les fibres du deltoïde et on arrive sur l'os en incisant le périoste. On prend alors la sonde rugine, et sans couper aucun tendon on dénude la tête de l'humérus des tissus fibreux qui l'entourent ; on la fait saillir, on la luxe en dehors et on détache ensuite le reste du périoste de haut en bas. En dedans, l'os était dépouillé de son périoste et recouvert de masses de pus concret. Sa surface était inégale, érodée ; des fusées purulentes partaient de ce point. Aussi dut-on aller plus bas qu'on ne l'avait pensé tout d'abord, et soit en agrandissant avec le bistouri l'incision extérieure, soit en luxant l'os en haut, on sépara le périoste sur une longueur de 12 centimètres. L'os fut scié à ce niveau. La dissection du périoste avait été régulière ; on distinguait une gaîne à peu près complète, bien qu'elle se fût trouvée interrompue en dedans au niveau du corps de l'os et sur plusieurs points de la tête. C'est en arrière et en dehors que cette membrane se trouvait le plus adhérente. Il n'y eut pas d'hémorrhagie pendant cette dissection. Deux artérioles avaient été liées dans le premier temps de l'opération. La cavité glénoïde, paraissant saine ou du moins peu altérée, on ne retrancha rien à ce niveau.

L'os enlevé est dans l'état suivant : La tête humérale est aplatie, déformée, encore recouverte de son cartilage ; mais celui-ci est ramolli, inégal et en voie de résorption sur plusieurs points. Toute la surface de l'os a été dépouillée, par le fait de l'opération, des parties fibreuses qui s'y insèrent et qui l'enveloppent normalement. Le tissu de l'os n'est pas ramolli ; il n'a pas subi la dégénérescence graisseuse ; il présente, au contraire, des saillies, des ostéophytes de consistance comme éburnée en certains points. La surface est inégale, rugueuse, et, au niveau du col chirurgical, l'os est aplati d'avant en arrière. Au dessous sont des inégalités dues à des ostéophytes ou à des sillons vasculaires. Au niveau des points qu'on avait trouvés recouverts par du pus concret au moment de l'opération, l'os est plus irrégulier et plus gros dans son ensemble.

On réunit la plaie par six points de suture, en laissant une petite mèche à chaque extrémité. On maintient le bras entre deux attelles, l'une externe, l'autre interne.

Le soir la malade allait bien ; la fièvre n'est pas plus forte qu'avant l'opération.

17. — Pouls à 120. Nuit agitée.

18. — Gouttière en gutta-percha. Pansement avec une solution légère de sulfate de fer. Pouls à 110.

19. — La malade est faible. Légère rougeur érysipélateuse autour de la plaie. Langue saburrale.

20. — L'érysipèle s'est étendu en arrière de l'épaule.

22. — L'érysipèle est arrêté. Contr'ouverture en arrière et en dehors. Le membre est placé dans une gouttière en fil de fer.

A partir de ce moment, l'état général s'améliore chaque jour ; la fièvre tombe peu à peu.

25. — La malade demande à se lever. La plaie a un très-bon aspect.

10 *Octobre*. — La malade se lève tous les jours. Appétit excellent. Suppuration de moins en moins abondante. La réunion immédiate a été obtenue sur une petite étendue. On introduit des mèches tous les jours.

10 oct. — En soulevant le bras par le coude et en le pressant entre les doigts on sent au niveau de la partie réséquée une masse déjà résistante quoique encore fibreuse.

15. — La malade a pris froid. Douleurs dans diverses articulations. Abcès au niveau de l'extrémité de l'humérus réséquée. Gonflement de l'os à ce niveau.

20. — On applique une gouttière fixée à une demi-cuirasse

pour mieux immobiliser le bras. Etat général excellent. La malade recommence à sortir.

31. — Plus de suppuration profonde. Il n'y a qu'un point qui suppure superficiellement au niveau de la première plaie. A la place de l'os enlevé, on sent une masse de plus en plus résistante. Le bras s'est raccourci de 15 millimètres.

Quelques jours après la malade reprit des douleurs dans d'autres articulations, elle perdit l'appétit, ses forces étaient languissantes. On l'envoya à l'hospice de l'Antiquaille dans le service de M. Dron, chirurgien en chef désigné, espérant que le changement d'air lui serait favorable.

L'état général s'améliora d'abord, mais bientôt à la suite d'un refroidissement, des accidents survinrent ; douleurs aiguës dans les genoux, état fébrile, vomissements. Cet état fut encore aggravé par de fréquentes indigestions. Tous ces accidents disparurent et l'ossification nouvelle quoique lente à se produire paraissait cependant en bonne voie.

Le 6 janvier. — La malade rentre à l'Hôtel-Dieu. Elle digère mal et a de fréquents vomissements. On les combattit par un régime réglé et le sirop de pepsine. Les fonctions digestives ne tardent pas à se rétablir et on peut alors faire prendre à la malade une médication anti-scrofuleuse. Huile de foie de morue, iodure de potassium.

25 *Janvier.* — On sent deux masses osseuses de nouvelle formation, l'une tenant à l'os ancien et l'autre supérieure, indépendante de la première. Celle-ci est plus volumineuse, elle paraît avoir au moins 5 centimètres. Une masse encore fibreuse réunit ces deux portions, de telle sorte qu'il existe une pseudarthrose à ce niveau. Le deltoïde commence à se contracter sous l'influence de l'électricité. En baissant un peu la tête, elle peut porter les doigts jusqu'au nez, sans le secours de l'autre main.

30. — On lui met un bandage amidonné qui lui tient tout le bras, tout l'avant-bras et la moitié supérieure de la main jusqu'à la racine des doigts.

14 *février*. — On enlève son bandage amidonné. La pseudarthrose existe encore, bien qu'on constate moins de mobilité. On lui refait un autre bandage amidonné.

25. — On défait de nouveau son bandage. Il n'existe plus de pseudarthrose. L'os nouveau forme un tout continu. La malade se plaint depuis deux jours d'une douleur au poignet. On constate un gonflement de l'extrémité inférieure du radius et du cubitus. Frictions avec la pommade à l'extrait de ciguë.

2 *mars*. — On électrise la malade tous les jours. Le deltoïde se contracte un peu. Le triceps atrophié se contracte très-difficilement. Les muscles de la région antérieure, biceps, coraco-brachial, brachial antérieur, ont conservé toute leur contractilité. A partir de ce moment l'état de la malade s'améliore constamment, soit au point de vue de la santé générale, soit au point de vue des fonctions du membre. La masse osseuse nouvelle devient de plus en plus évidente et les muscles reprennent chaque jour leur action.

La malade porte la main sur la tête, écarte le bras du tronc de près de 10 centimètres, et s'en sert pour les divers usages de la vie mieux qu'elle ne l'avait fait depuis sept ans.

Cette observation nous paraît intéressante à un double point de vue : au point vue de de la reproduction de l'os ; au point de vue du rétablissement des fonctions du membre.

I. — *De la reproduction de la portion enlevée.* — Le terrain sur lequel nous avons opéré n'était pas des plus favorables à une reproduction, bien que sous le rapport de l'âge nous n'ayons pu guère souhaiter de meilleures conditions, Nous avions affaire à une constitution appauvrie, à un sujet présentant des traces nombreuses d'affections osseuses anciennes, au teint pâle, presque cachectique ; la convalescence a été entravée par divers accidents: dyspepsie, douleurs rhumatismales ; et cependant, Messieurs, vous pouvez constater d'une manière aussi nette que possible que la reproduction par le périoste a eu lieu. J'ai enlevé une longueur de 12 centimètres de l'humérus, et il n'y a pas eu 2 centimètres de raccourcissement (15 millimèt. au plus) (1); la substance osseuse de nouvelle formation est solide, résistante au toucher et à une forte pression ; il est impossible de dire, à l'examen des parties, à quel point a été faite la résection. Pendant longtemps la principale masse reproduite a été indépendante du reste de l'os, il y avait comme une pseudarthrose entre ces deux parties ; mais peu à peu la consolidation s'est opérée, et actuellement on sent un cylindre continu se prolongeant jusqu'au niveau de la cavité glénoïde où existe une masse de tissu fibreux qui empêche de dire jusqu'à quel point la tête elle même s'est reconstituée. L'altération profonde du périoste à ce niveau pouvait même faire craindre l'absence d'une masse régulière ; mais en négligeant cette portion, dont on ne peut que difficilement vérifier l'état réel, il reste encore une longueur de huit à neuf centimètres pour

(1) Actuellement l'humérus s'étant accru, se trouve aussi long qu'avant l'opération (10 mai). (V. plus loin, p. 22).

laquelle la reproduction du cylindre osseux est évidente et complète. Je n'en ai pas obtenu de plus belles, même sur des animaux jeunes et bien portants, à cause de la difficulté qu'il y a d'immobiliser le membre et de maintenir tendue la gaine périostique dans cette dernière catégorie de sujets. La reproduction ne me paraît pas, du reste, achevée chez notre opérée, et j'espère qu'elle se perfectionnera encore sous l'influence d'une bonne hygiène et du rétablissement de la santé générale.

L'utilité du périoste et la réalité de ses propriétés ostéogéniques sont donc on ne peut plus évidentes dans ce cas, qui m'a fourni un des résultats les plus satisfaisants que j'aie obtenus jusqu'ici par l'application à la chirurgie des expériences sur les animaux. Et, à ce sujet, je ne cesserai de répéter que c'est par le périoste seul qu'on obtient de pareilles régénérations. L'indépendance temporaire de la masse osseuse supérieure vient encore prouver que l'ossification nouvelle n'est pas une émanation de l'os ancien. Mais je n'insiste pas sur ce fait, dont je vous ai donné, dans une circonstance encore peu éloignée, les preuves les plus surabondantes.

II. *Du rétablissement des fonctions du membre.* — Si j'espère que le temps perfectionnera la régénération de l'os, j'ai plus de confiance encore dans le perfectionnement des fonctions du membre ; mais le résultat déjà obtenu fût-il le dernier terme de ce progrès que j'ai vu s'accomplir depuis que la malade est sortie de l'appareil, que je ne vous en présenterais pas moins ce cas comme un des plus satisfaisants au point de vue fonctionnel.

La malade s'habille seule, tricote une partie de la journée, porte sur la tête la main du côté opéré, écarte le coude du tronc de plus d'un décimètre, et lance sa main à une distance de 30 à 40 centimètres ; elle se sert de son bras mieux qu'elle ne s'en était servi depuis huit ans (1).

En analysant l'action musculaire par la volonté ou par un courant électrique on voit que les divers muscles insérés sur l'humérus deltoïde, grand pectoral, coraco brachial, etc., se contractent et font mouvoir le levier auquel ils sont attachés. Le deltoïde agit par ses divers faisceaux, même par le faisceau le plus antérieur qui avait perdu son innervation par la section du nerf circonflexe ; je dois dire cependant que l'incision ayant été faite en avant, une petite partie du muscle seulement s'était trouvée momentanément paralysée. Quant aux rotateurs, ils commencent à agir d'une manière évidente, et je ne saurais trop appeler votre attention sur ce point, qui montre aussi clairement que possible combien il est avantageux de conserver les rapports des tendons avec la capsule articulaire.

Le bras ne pend pas flottant et sans fixité comme dans le cas de Moreau, que j'ai déjà cité, et quand la main veut

(1) Les mouvements se perfectionnent chaque jour, le coude peut être écarté à 15 centimètres et les mouvements de rotation de l'humerus deviennent de plus en plus évidents (10 mai 1865).

saisir un objet elle tire contre le tronc avec une force presque égale à celle du côté opposé.

Tel qu'il est, donc, le membre est loin d'être inutile, et si, par impossible, il ne gagnait pas plus de force, on pourrait, je crois, se déclarer satisfait de ce qui a été déjà obtenu.

CONSIDÉRATIONS GÉNÉRALES SUR LES PROCÉDÉS A EMPLOYER POUR FAVORISER LA REPRODUCTION ET LE RETOUR DES MOUVEMENTS APRÈS LES DIVERSES RÉSECTIONS ARTICULAIRES.

Le manuel opératoire des résections, tel qu'il est universellement accepté et enseigné, me paraît à certains égards défectueux, et par cela même susceptible de subir diverses améliorations. Dans ces opérations conservatrices qui ont déjà si notablement restreint le champ d'application des amputations, on doit viser non seulement à préserver la vie du malade, mais autant que possible à conserver un membre qui puisse servir aux usages ordinaires de la vie. Si, pour certaines articulations (pour celle du genou, par exemple), il est prudent de supprimer l'articulation et de rechercher une ankylose solide, il faut procéder pour les autres d'une manière toute différente et obtenir les meilleures conditions de mobilité.

On dit d'une manière générale qu'il faut ménager les

muscles, les conserver ou les couper aussi près que possible de l'os ; c'est là sans doute un précepte qui a son utilité, mais une utilité relative, et je crois qu'on peut lui en substituer un meilleur. Un muscle ou un tendon qui ont été coupés se retirent, se rétractent, et dans la cicatrisation de la plaie se soudent à des parties avec lesquelles ils n'étaient pas normalement en rapport; de cette manière, leur action est annihilée ou pervertie.

Quant à moi, Messieurs, je ne coupe ni les muscles, ni les tendons, ni les ligaments ; je détache tous ces organes, je les laisse se continuer avec le périoste et la capsule articulaire ; et je n'agis pas seulement ainsi pour les muscles qui recouvrent les articulations, mais pour ceux qui s'insèrent à leur voisinage sur les têtes osseuses.

Tous les chirurgiens coupent, par exemple, le triceps dans les résections du coude ; les sous-scapulaire, sus et sous-épineux dans les résections de la tête de l'humérus ; quelques-uns même coupent le biceps. Pour moi, je n'en coupe aucun, je détache les tendons des os avec la sonde rugine, et je laisse intacte la loge fibro-musculo-tendineuse dans laquelle tout os est renfermé. De cette manière les muscles conservent leurs rapports, leurs attaches ; ils ne se rétractent pas pour se souder plus tard sur un os voisin; ils sont toujours en rapport avec les leviers qu'ils doivent mouvoir, qu'ils s'insèrent sur l'os reproduit ou qu'ils se continuent sur l'os ancien par le moyen d'une bande fibreuse quand la reproduction de la partie réséquée fait défaut.

Je ne saurais trop insister sur l'utilité de cette méthode dont le cas présent peut vous démontrer les avantages (puisque je n'ai coupé aucun muscle, ni biceps, ni muscles des tubérosités humérales), mais dont j'aurai prochainement l'occasion de vous présenter d'autres exemples.

Cette méthode est fondée à la fois sur l'expérimentation et sur une considération anatomique que les anciens auteurs ne manquaient pas de signaler, mais dont ils n'avaient aperçu que le côté spéculatif.

J'ai fait sur les chiens des expériences comparatives sur ces deux modes de résection. Sur les uns j'ai opéré par la méthode ordinaire, c'est-à-dire en enlevant le périoste, les ligaments articulaires et en coupant les tendons qui gênaient la manœuvre : sur les autres j'ai fait une résection sous-capsulo-périostée, c'est-à-dire que j'ai conservé le périoste, les ligaments, et que je n'ai coupé aucun tendon. Ces résections comparatives ont été pratiquées sur l'épaule et le coude. Or les résultats ont été tout à fait différents pour l'un et l'autre cas.

Les sujets de la première catégorie avaient un membre pendant, sans soutien et tout à fait inutile ; l'opération était en outre plus grave ; les animaux mettaient longtemps à se rétablir.

Les seconds, ceux chez lesquels j'avais extrait ou pour mieux dire énucléé les os en conservant intacte leur loge fibro-musculaire, recouvraient peu à peu certaines fonctions du membre; et bien qu'il n'y eût que rarement retour complet à l'état normal, les mouvements principaux étaient conservés. L'opération était d'ailleurs moins grave. Dans tous les cas, le membre était moins difforme et moins gênant que lorsque j'avais opéré par la première méthode (1).

Les anciens anatomistes considéraient le système fibreux comme un tout continu. Les tendons, le périoste, les ligaments, la dure-mère, etc., n'étaient que des parties d'un même système, à expansions très-nombreuses et très-variées, mais se tenant toutes ensemble. Quoi qu'il en soit de cette manière d'envisager le système fibreux appliquée à l'organisme entier, nous devons reconnaître qu'elle est parfaitement juste pour les membres et que le périoste, les tendons, les gaines musculaires, les ligaments, les capsules forment un tout continu. Voilà pourquoi le précepte général de conserver le périoste, peut comprendre implicitement la modification que j'ai mise en pratique dans les diverses résections. Mais si un précepte large a son utilité il a aussi ses inconvénients au point de vue pratique. Il faut donc dire : Non seulement conservez le périoste, mais détachez de l'os toutes les parties fibreuses qui s'y insèrent. Ces parties se maintiendront alors dans leur rapport réciproque et formeront une gaine qui servira en quelque

(1) Chaussier, Steilin, Wagner, etc., avaient étudié les résections des parties articulaires proprement dites. Ils opéraient la décapitation des os et s'étaient parfaitement rendu compte du mécanisme par lequel s'opérait le retour des fonctions du membre. Quant à moi, j'ai enlevé des portions beaucoup plus considérables, afin d'étudier et la reproduction des os et le mode d'articulation des os reproduits.

sorte de moule au nouvel os, et qui en même temps fournira un point d'appui aux muscles pour le jeu de l'articulation nouvelle.

M. Larghi, en pratiquant sur le cadavre des résections sous-capsulo-périostées, avait voulu extraire les os sans ouvrir la capsule elle-même. — Si j'ai bien compris sa pensée, l'incision doit s'arrêter d'après lui au niveau de la capsule; elle doit être périostée et non capsulaire (1). — Je ne suis pas sur ce point de l'avis de l'habile chirurgien de Verceil, bien que j'adopte complètement plusieurs de ses préceptes opératoires. (V. *Gaz. heb.*, 1858.) Je fends la capsule comme la gaîne périostique pour juger de l'état de l'articulation et modifier au besoin par le grattage ou la cautérisation les surfaces altérées. M. Larghi a décrit pour plusieurs articulations des procédés de résection sous-capsulo-périostée, mais il ne les a jamais mis en pratique sur le vivant.

Mais, me direz-vous peut-être, ce sont là des procédés impossibles, ou au moins d'une difficulté extrême, qui constituent de vraies complications opératoires. Cette objection serait-elle plus fondée qu'elle ne l'est en réalité, ne me paraîtrait nullement acceptable, parce que si une opération est bonne en elle-même, rationnelle et fondée sur des données physiologiques, il ne faut pas la rejeter par la raison qu'elle peut être difficile à exécuter.

(1) *L'incisione non deve penetrare nelle cassula. In una parola debe essere periostea e non cassulare.* LARGHI, Operationi sotto periostee et sotto cassulari. Torino. 1856.

Mais il n'en est rien : sur un os atteint d'inflammation chronique, autour d'une articulation cariée, toutes les parties fibreuses, même les tendons des triceps, peuvent être détachées. En se servant d'une sonde rugine un peu coupante, on sépare tous les ligaments et tous les tendons. Le périoste et tous les tissus fibreux circumosseux sont beaucoup moins adhérents qu'à l'état normal. On ouvre l'articulation et on dénude successivement chacun des os à réséquer si l'opération doit porter sur plusieurs os.

Si les parties molles sont fongueuses et trop altérées, on doit se demander s'il ne vaudrait pas mieux les enlever ; j'ai fait des réserves à une certaine époque, mais aujourd'hui j'en fais de moins en moins ; je n'enlève pas ces parties altérées, je les modifie par le nitrate d'argent ou le fer rouge après avoir excisé les fongosités.

Il ne faut donc pas se laisser arrêter *à priori* par des difficultés moins grandes qu'on ne pourrait le croire ; on ne doit pas d'ailleurs oublier aujourd'hui qu'on peut sans trop d'inconvénients pour le malade, allonger une opération ; l'éthérisation a complètement changé sous ce rapport les conditions opératoires, et ce serait un anachronisme que de combattre une opération nouvelle avec les arguments qui avaient cours avant la découverte de l'anesthésie.

DU DEGRÉ D'ACCROISSEMENT DES OS REPRODUITS ET DU MÉCANISME DE CET ACCROISSEMENT.

Notre observation ne confirme pas seulement les résultats de nos expériences sur les animaux au point de vue de la reproduction de l'os et du rétablissement des mouvements, elle vient aussi confirmer ces mêmes expériences au point de vue de l'accroissement ultérieur des os reproduits. Ce dernier côté de la question mérite de nous arrêter un instant, à cause de sa nouveauté. Les chirurgiens n'ont pas eu assez d'observations pour l'étudier et les physiologistes n'ont pas eu l'idée de diriger leurs expériences dans ce sens. Nous n'avons nous-même, dans nos divers mémoires sur l'accroissement des os (1), que très-incomplètement exposé nos recherches ; nous profiterons donc de ce fait clinique pour faire connaître quelques résultats encore inédits.

Comme nous l'avons déjà rectifié dans notre précédent article, le raccourcissement du bras n'est pas aussi con-

(1) Compte-rendu de l'Institut, 1861 ; Journal de Physiologie, 1861 ; Mémoires de la Société des sciences médicales de Lyon, 1862 et 1863.

sidérable que nous l'avions indiqué au moment où nous avons présenté la malade à la Société de médecine. Le raccourcissement avait pu être évalué un instant à 15 millimètres ; mais, en prenant nos mensurations avec le plus grand soin, nous avons constaté à la date du 10 mai que l'humérus avait 24 centimètres, juste la même longueur qu'au moment de l'opération. A quoi était due cette différence? A trois causes qu'il est très-facile d'analyser dans le cas présent, soit par l'observation directe, soit par l'induction expérimentale.

Au moment où nous avons constaté le raccourcissement, le moignon de l'épaule était presque sans relief ; le deltoïde atrophié ne faisait pas de saillie, et par conséquent la ligne entre l'acromion et l'épicondyle se trouvait moins longue qu'elle ne l'a été un ou deux mois plus tard, quand le moignon de l'épaule ayant repris sa convexité, rendait sinueux et par conséquent plus long le trajet entre les deux points indiqués. Au moment de l'opération, l'épaule était très-tuméfiée, et cette circonstance ajoutait encore à la difficulté d'une mensuration rigoureuse. Actuellement (10 juin), l'épaule, du côté opéré, a autant de convexité que celle du côté sain.

Mais il ne s'agit là que d'une cause de raccourcissement ou d'allongement apparents ; voyons à présent les causes d'allongement réel. Ces causes sont au nombre de deux : la continuation de l'accroissement par l'épiphyse inférieure et la formation de substance osseuse nouvelle à l'extrémité supérieure. La première, calculable jusqu'à un certain point, est tout à fait incontestable ; la seconde, plus variable, manquant souvent, est subordonnée à des conditions anatomiques spéciales.

1° *Accroissement par l'épiphyse inférieure.*

Le cartilage de conjugaison qui joint l'épiphyse inférieure ou plutôt les divers points épiphysaires inférieurs à la diaphyse, n'étant pas atteint directement par le traumatisme, doit continuer de fournir des éléments à l'accroissement en hauteur. Mais dans la résection de la moitié d'un os, qu'il y ait ou non régénération, l'accroissement de la moitié restante est toujours un peu troublé, et le cartilage de conjugaison ne produit pas une aussi grande longueur d'os qu'à l'état normal. C'est ce que des expériences nombreuses sur les amputations et les résections nous ont permis de constater; mais s'il y a diminution il n'y a pas arrêt de l'accroissement, et l'on trouve dans cette épiphyse un moyen d'allongement proportionné à l'activité du cartilage à l'état normal.

L'expérimentation nous a permis de démontrer ce que l'induction anatomique avait déjà fait admettre par M. Broca, à savoir : que les deux épiphyses d'un os long ne prennent pas une part égale à son accroissement et qu'il y en a une qui est toujours prépondérante. Nous avons alors donné la formule de cet accroissement en disant : Au membre supérieur, pour les os du bras et de l'avant-bras, c'est l'extrémité éloignée du coude qui s'accroît le plus, tandis qu'au membre inférieur c'est l'extrémité qui sert à former le genou.

Chez notre opérée, l'extrémité de l'humérus conservée est celle par laquelle l'os s'accroît le moins ; elle contribue bien moins que la supérieure à l'accroissement de l'os en hauteur. Nous devons donc nous attendre à constater un accroissement inégal des deux membres quand le développement du squelette sera complet. On peut même le constater dès maintenant, car depuis que la jeune fille a recouvré une bonne santé générale, elle grandit rapidement, et si le membre opéré n'a que la longueur qu'il avait au moment de l'opération, le membre sain a acquis trois centimètres de plus, grâce à l'état sain de l'extrémité supérieure de l'os, c'est-à-dire de l'extrémité par laquelle s'opère la plus grande partie de l'accroissement en hauteur. Il faudrait pour que les deux membres fussent restés et restassent constamment égaux, que l'extrémité régénérée reprît ses conditions d'accroissement, c'est-à-dire, un cartilage de conjugaison aussi durable que le cartilage de conjugaison normal. Il n'en est pas malheureusement tout à fait ainsi, mais cependant l'extrémité reproduite n'est pas absolument condamnée à rester stationnaire. Voyons dans quelle mesure.

2° Accroissement en hauteur de l'extrémité reproduite par la présence d'un tissu mou intermédiaire aux points de réossification de la diaphyse et de l'épiphyse.

Il ne sera pas inutile de rappeler ici quelques faits relatifs à l'accroissement des os longs en hauteur et du tissu osseux en général. Le tissu osseux ne s'accroît pas comme les tissus mous; ceux-ci ont un accroissement interstitiel, celui-là a un accroissement qu'on peut appeler périphérique. Comme l'a dit M. Flourens, le tissu osseux ne s'étend pas. Ce n'est qu'à l'état pathologique que cette proposition souffre des exceptions. Un os, quel qu'il soit, ne s'accroît en largeur, en hauteur ou en épaisseur que par la superaddition de substance osseuse nouvelle; les ostéoplastes ne s'interposent pas aux ostéoplastes déjà existants pour les repousser en dehors, comme cela a lieu pour les tissus mous dans la prolifération des cellules et l'interposition de la substance intercellulaire nouvelle.

Un os long ne peut donc s'accroître que par l'addition des couches osseuses nouvelles à ses extrémités, ou l'éloignement de ses pièces constituantes (diaphyse et épiphyse) par la formation de nouvelles cellules osseuses aux dépens du cartilage intermédiaire. Le premier mécanisme est le plus restreint et le moins fréquent à l'état normal; le second se retrouve dans tous les os volumineux des membres et du tronc. Le premier est le développement apophysaire, le second constitue le développement épiphysaire.

Ce double mécanisme se retrouve plus ou moins dans les os reproduits. Il peut se former à leurs extrémités des ostéophytes, des ossifications des tendons, qui augmenteront le volume de la substance osseuse et donneront plus de longueur à l'organe. D'autre part, comme un os en se reproduisant procède par plusieurs points d'ossification, auxquels on peut donner le nom de *points de réossification*, il reste pendant un certain temps entre ces divers points une masse de substance souple, cartilagineuse ou fibro-cartilagineuse qui jouera momentanément le rôle de cartilage de conjugaison et permettra aux masses osseuses de s'éloigner les unes des autres ; l'os reproduit jouira par conséquent pendant un certain temps des conditions d'allongement que possèdent les os normaux. Nous avons depuis longtemps (*Journal de physiologie*, 1862) observé ce fait sur les animaux, et nous le retrouvons ici sur notre jeune fille, puisque nous avons signalé que deux masses osseuses de nouvelle formation, l'une représentant la tête, l'autre la diaphyse, étaient restées longtemps indépendantes.

Ce cartilage de conjugaison de l'os nouveau est malheureusement très-prompt à s'ossifier, et c'est pour cela qu'on ne peut pas calculer exactement la quantité dont pourra s'accroître un os reproduit. Mais il nous a paru important de signaler la possibilité du fait, et bien que ce nouveau cartilage soit variable quant à son épaisseur et sa durée, et puisse même manquer, il faut en tenir compte dans la supputation des chances d'accroissement que recèle en lui un os reproduit.

Il y aurait à étudier encore l'influence qu'exerce sur les

os du même membre l'ablation d'un os entier et d'une portion considérable d'os ; mais comme nous nous réservons d'exposer bientôt *in extenso* nos recherches expérimentales sur ce point, nous signalerons seulement quelques faits généraux.

L'accroissement général du membre sera plus gêné par l'ablation des extrémités que la loi d'accroissement nous a indiquées comme celles qui prennent la plus grande part à l'accroissement des os.

Dans un ségment de membre à deux os l'ablation partielle ou totale d'un des os, entrave notablement et arrête même le développement de l'os restant, bien que les épiphyses de ce dernier restent intactes. L'os restant se courbe et s'aplatit dans le sens de la plus grande largeur du membre. C'est à l'avant-bras qu'on observe le mieux ces modifications.

Nous signalerons enfin ce fait inattendu, c'est que, après certaines pertes de substance des os de l'avant-bras et de la jambe, l'humérus et le fémur du côté opéré deviennent plus longs que ceux du côté sain. Ils sont à la fois plus longs et plus grêles. Nous avons observé aussi le même fait pour les os de la jambe et de l'avant-bras après des pertes de substance de l'humérus et du fémur. Mais il serait trop long d'entrer dans les considérations que fera naître l'examen de ces faits, contentons-nous de signaler dès à présent ce nouveau mécanisme de compensation, que nous ne pouvons pas vérifier sur notre opérée, le squelette n'ayant pas encore eu le temps de grandir assez depuis l'opération.

Tout ce que nous venons de dire nous permet de calculer approximativement les changements qui se feront dans le bras de notre opérée. Il ne pourra pas suivre l'accroissement du côté sain, mais au point de vue de l'utilité du membre ce raccourcissement n'aura pas une grande importance. Il en serait tout autrement s'il s'agissait du membre inférieur.

www.ingramcontent.com/pod-product-compliance
Ingram Content Group UK Ltd.
Pitfield, Milton Keynes, MK11 3LW, UK
UKHW021200230726
13926UKWH00001B/215

9 782014 041293